45 Recetas de Jugos Efectivas Para Controlar Naturalmente su Presión Sanguínea Alta:

45 Soluciones Caseras Para Sus Problemas de Hipertensión

Por

Joe Correa CSN

DERECHOS DE AUTOR

Esta publicación está diseñada para proveer información precisa y autoritaria respecto al tema en cuestión. Es vendido con el entendimiento de que ni el autor ni el editor están envueltos en brindar consejo médico. Si éste fuese necesario, consultar con un doctor. Este libro es considerado una guía y no debería ser utilizado en ninguna forma perjudicial para su salud. Consulte con un médico antes de iniciar este plan nutricional para asegurarse que sea correcto para usted.

RECONOCIMIENTOS

Este libro está dedicado a mis amigos y familiares que han tenido una leve o grave enfermedad, para que puedan encontrar una solución y hacer los cambios necesarios en su vida.

45 Recetas de Jugos Efectivas Para Controlar Naturalmente su Presión Sanguínea Alta:

45 Soluciones Caseras Para Sus Problemas de Hipertensión

Por

Joe Correa CSN

CONTENIDOS

ACERCA DEL AUTOR

Luego de años de investigación, honestamente creo en los efectos positivos que una nutrición apropiada puede tener en el cuerpo y la mente. Mi conocimiento y experiencia me han ayudado a vivir más saludablemente a lo largo de los años y los cuales he compartido con familia y amigos. Cuanto más sepa acerca de comer y beber saludable, más pronto querrá cambiar su vida y sus hábitos alimenticios.

La nutrición es una parte clave en el proceso de estar saludable y vivir más, así que empiece ahora. El primer paso es el más importante y el más significativo.

INTRODUCCION

45 Recetas de Jugos Efectivas Para Controlar Naturalmente su Presión Sanguínea Alta: 45 Soluciones Caseras Para Sus Problemas de Hipertensión

Por Joe Correa CSN

Estas recetas le ayudarán a disminuir su presión sanguínea rápida y naturalmente, en cuestión de horas. La presión sanguínea alta es una condición seria de salud a la que todos debemos enfrentarnos en algún momento. Algunas personas tienen la tendencia a desarrollarla más temprano y otros (la mayoría) una vez que pasan los 50 años. La presión sanguínea alta no es algo a lo que deberíamos temer, solo debemos aprender a controlarla, y cuanto antes mejor. Es por estas razones que hemos preparado una selección de recetas de jugos poderosos. Mantenga en mente lo valioso que es su cuerpo y que no deberíamos esperar hasta que la condición empeore. ¡La prevención es la clave!

Hemos incluido jugos con combinaciones de frutas con frutillas, arándanos, limones y muchos otros, por la alta concentración de vitamina C en ellos y sus efectos poderosos como dilatadores de los vasos sanguíneos. También incluimos jugos con sandía, linaza, bananas y otros por sus altos niveles de potasio, que es esencial al intentar controlar la hipertensión.

Algunas recetas de jugo tienen apio y perejil por sus fitoquímicos y su capacidad para eliminar toxinas del cuerpo y ayudar a controlar los niveles de presión sanguínea alta.

Asegúrese de tomarse seriamente la presión sanguínea alta y tomar una decisión consciente para bajarla, controlando lo que come diariamente.

45 RECETAS DE JUGOS EFECTIVAS PARA CONTROLAR NATURALMENTE SU PRESIÓN SANGUÍNEA ALTA: 45 SOLUCIONES CASERAS PARA SUS PROBLEMAS DE HIPERTENSIÓN

1.   Poder de Banana (4 personas)

Ingredientes:

-2 bananas en rodajas

-2 tazas de jugo de naranja

-4 cucharadas de miel natural

-4 cucharadas de polvo de linaza

-8 cubos de hielo

-4 huevos

-1 cucharada de jugo de limón

Procedimiento: En la licuadora, mezclar la banana con el jugo de naranja por 30 segundos. Añadir el azúcar, polvo de linaza, cubos de hielo, y mezclar nuevamente por 50 segundos. Agregar el huevo y mezclar otros 5 segundos. Servir en 2 vasos largos y verter el jugo de limón encima.

Factores Nutricionales: Energía 298 kcal, grasas totales 0 g, colesterol 0 mg, carbohidratos 26 g y fibras 5 g.

2. Jugo de Palta y Mango (2 personas)

Ingredientes:

-1 taza de mango en rodajas

-1/2 taza de palta en cubos

-2 cucharadas de miel

-1/2 taza de yogurt natural

-1/2 taza de té verde

Procedimiento: Poner las frutas en la nevera por 10 minutos. Mezclar todo en una licuadora hasta obtener una consistencia cremosa. Agregar agua progresivamente si quiere una mezcla más líquida. Servir inmediatamente.

Factores Nutricionales: Energía 243 kcal, grasas totales 3 g, colesterol 7 mg, carbohidratos 69 g y fibras 10 g.

3.   Jugo de Aloe Vera y Papaya (2 personas)

Ingredientes:

-1 hoja de aloe vera

-1 taza de papaya en cubos

-2 cucharadas de miel

-1/2 taza de agua

-1/2 taza de cubos de hielo

Procedimiento: Cortar la base, parte inferior y pico de la hoja de aloe vera. Dejarla reposar en agua por 48 horas. Luego, abrir y con una cuchara remover el interior. En una licuadora, mezclar todos los ingredientes.

Factores Nutricionales: Energía 142 kcal, grasas totales 0 g, colesterol 0 mg, carbohidratos 34 g y fibras 2 g.

4.   Batido de Camu Camu (6 personas)

Ingredientes:

-3 cucharadas de polvo de camu camu o 1 taza de camu camu en cubos

-1 taza de agua

-2 tazas de papaya trozada

-2 tazas de frutillas

-1/2 taza de cubos de hielo

-2 cucharadas de miel natural

Procedimiento: En una licuadora, mezclar el camu camu, frutillas y hielo. Agregar la miel y mezclar. Servir en 4 vasos. Puede acompañarlo con panqueques de avena para hacer la combinación perfecta.

Factores Nutricionales: Energía 100 kcal, grasas totales 0 g, colesterol 0 mg, carbohidratos 22 g y fibra 3 g

5.   Batido de Fenogreco (2 personas)

Ingredientes:

-1/4 taza de polvo de semillas de fenogreco

-1 taza de papaya en cubos

-1/2 taza de té verde

-1/2 taza de leche sin lactosa

-2 cucharadas de semillas de sésamo

-2 cucharadas de miel

Procedimiento: Mezclar todo en una licuadora hasta obtener una consistencia cremosa. Agregar agua progresivamente si quiere una mezcla más líquida. Servir en vasos altos.

Factores Nutricionales: Energía 245 kcal, grasas totales 0 g, colesterol 0 mg, carbohidratos 46 g y fibras 8 g.

6.   Batido Tropical de Melón (4 personas)

Ingredientes:

-3 tazas de papaya en cubos

-1 taza de mango en cubos

-1 taza de sandía en cubos

-2 tazas de yogurt natural

-1 ½ tazas de ananá en cubos

-1 taza de cubos de hielo

-2 cucharadas de polvo de linaza

Procedimiento: Mezclar todo en una licuadora hasta obtener una consistencia cremosa. Si necesita diluirlo, añadir media taza de agua. Servir en vasos largos.

Factores Nutricionales: Energía 194 kcal, grasas totales 4 g, colesterol 7 mg, carbohidratos 35 g y fibras 5 g.

7.   Jugo Sin Toxinas (4 personas)

Ingredientes:

-6 frutillas en cubos

-4 ciruelas en trozos

-2 almendras

-Jugo de ½ limón

-2 cucharadas de remolacha cruda

-2 cucharadas de zanahorias ralladas

-1 manzana sin piel en cubos

-1 taza de té verde

Procedimiento: Mezclar todo en una licuadora hasta obtener una consistencia cremosa. Si necesita diluirlo, añadir media taza de agua. Servir en vasos largos.

Factores Nutricionales: Energía 162 kcal, grasas totales 3 g, colesterol 8 mg, carbohidratos 64 g y fibras 2 g.

8.   Mango y Coco (3 personas)

Ingredientes:

- 2 tazas de jugo de coco

-1 ½ taza de mango en cubos

Procedimiento: Puede obtener el jugo de coco cortando un coco por arriba hasta romper la cáscara. Puede utilizar esencia de coco con 2 tazas de agua. En una licuadora, mezclar el jugo de coco con el mango. Evitar usar miel porque el mango es dulce por sí mismo. Servir en 3 vasos altos.

Factores Nutricionales: Energía 149 kcal, grasas totales 1 g, colesterol 0 mg, carbohidratos 35 g y fibras 3 g.

9.   Batido de Frutilla y Naranja (4 personas)

Ingredientes:

-1 taza de yogurt natural

-1 banana

-1 taza de jugo de naranja

-8 frutillas

Procedimiento: Quitar las hojas de las frutillas y lavar. En una licuadora, mezclar todos los ingredientes hasta obtener una mezcla cremosa. Servir en vasos largos.

Factores Nutricionales: Energía 213 kcal, grasas totales 0 g, colesterol 0 mg, carbohidratos 38 g y fibras 3 g.

10.   Batido de Menta (3 personas)

Ingredientes:

-1/2 banana

-1/2 taza de frutillas

-1/2 taza de jugo de naranja

-2 hojas de menta

-1 taza de té verde

Procedimiento: Mezclar todo en una licuadora hasta obtener una consistencia cremosa. Si necesita diluirlo, añadir media taza de agua. Servir en vasos largos.

Factores Nutricionales: Energía 232 kcal, grasas totales 10 g, colesterol 19 mg, carbohidratos 46 g y fibras 4 g.

11. Batido de Durazno (4 personas)

Ingredientes:

-2 tazas de durazno en cubos

-1 taza de yogurt natural

-1/3 taza de ananá en cubos

-1/4 taza de agua

Procedimiento: Mezclar todo en una licuadora hasta obtener una consistencia cremosa. Si necesita diluirlo, añadir media taza de agua. Servir en vasos largos.

Factores Nutricionales: Energía 206 kcal, grasas totales 11 g, colesterol 6 mg, carbohidratos 54 g y fibras 7 g.

12.   Fantasía de Fenogreco (2 personas)

Ingredientes:

-2 tazas de jugo de fenogreco

-1 taza de hojas de perejil picadas

-2 cucharadas de semillas de sésamo

-1 cucharada de polvo de linaza

-2 cucharadas de miel

Procedimiento: El jugo de fenogreco es el agua obtenida de hervir las semillas. Hervir 4 tazas de semillas en ½ litro de agua. Luego, mezclar todo en una licuadora hasta obtener una mezcla cremosa. Agregar agua progresivamente si quiere una mezcla más líquida. Servir en vasos altos.

Factores Nutricionales: Energía 222 kcal, grasas totales 0 g, colesterol 0 mg, carbohidratos 48 g y fibras 6 g.

13.   Coco-limón (5 personas)

Ingredientes:

-3/4 taza de jugo de limón

-4 cucharadas de miel natural

-1 taza de crema de coco

-6 cubos de hielo

-1/2 taza de coco en rodajas

-1 limón rallado

Procedimiento: En una licuadora mezclar 1 litro de agua, jugo de limón, miel, crema de coco y hielo. Servir y decorar con el coco y limón rallado.

Factores Nutricionales: Energía 234 kcal, grasas totales 9 g, colesterol 16 mg, carbohidratos 54 g y fibra 4 g.

14. Mango Delicioso (4 personas)

Ingredientes:

-2 tazas de sandía en rodajas

-2 bananas en rodajas

-1 mango en cubos

-1 taza de yogurt natural

-1 cucharadas de miel natural

-1 taza de cubos de hielo

Procedimiento: En una licuadora mezclar la sandía, banana y mango. Agregar el yogurt gradualmente hasta obtener una mezcla cremosa. Verter media o una taza de agua si es necesario. Añadir los cubos de hielo y mezclar nuevamente. Servir inmediatamente.

Factores Nutricionales: Energía 256 kcal, grasas totales 4 g, colesterol 8 mg, carbohidratos 68 g y fibra 4 g.

15.   Batido de Almendras (2 personas)

Ingredientes:

-1 taza de yogurt natural

-1 cucharada de maní (sin sal)

-2 cucharadas de avena tostada

-1 cucharada de semillas de sésamo tostadas

-1 cucharada de almendras

-2 cucharada de miel natural

Procedimiento: Fn una licuadora, verter el vaso de leche de almendras, agregar el germen de trigo, avena, sésamo y almendras. Aderezar con miel. Servir inmediatamente.

Factores Nutricionales: Energía 259 kcal, grasas totales 9 g, colesterol 14 mg, carbohidratos 32 g y fibras 7 g.

16. Jugo de Arándanos Agrios (1 persona)

Ingredientes:

-1 taza de jugo de arándanos orgánico (250 ml)

-1/2 taza de agua

-1 cucharada de aceite de oliva

-2 cucharadas de miel natural

Procedimiento: Tomar todos los ingredientes y ponerlos en la licuadora. Mezclar hasta obtener una mezcla consistente. Esta combinación de ingredientes es fuerte, y debería ser consumida en la mañana.

Factores Nutricionales: Energía 198 kcal, grasas totales 1 g, colesterol 1 mg, carbohidratos 43 g y fibra 4 g.

17. Jugo de Sandía (2 personas)

Ingredientes:

-4 tazas de sandía fresca

-3 cucharadas de hojas de perejil frescas

-1 cucharada de miel natural

Procedimiento: Picar las hojas de perejil. Poner la sandía en la licuadora y mezclar hasta obtener una consistencia líquida. Agregar miel para aderezar. Servir en vasos altos y cubrir con perejil.

Factores Nutricionales: Energía 187 kcal, grasas totales 0 g, colesterol 0 mg, carbohidratos 46 g y fibras 5 g.

18. Jugo de Perejil (2 personas)

Ingredientes:

-1 taza de perejil fresco

-1 manzana verde

-jugo de ½ limón

-1/2 cucharada de jengibre rallado

-1 taza de agua

Procedimiento: Picar el perejil y manzana. Introducir en la licuadora y mezclar. Colar el jugo. Servir inmediatamente. Beber antes del desayuno.

Factores Nutricionales: Energía 222 kcal, grasas totales 4 g, colesterol 0 mg, carbohidratos 57 g y fibra 5 g.

19.   Jugo de limón (2 personas)

Ingredientes:

-8 limones

-2 vasos de agua

-2 cucharadas de vinagre de manzana (30 ml)

Procedimiento: Exprimir el jugo de los limones y mezclar con el agua y vinagre. Para limpiar su cuerpo y riñones, tomar el jugo durante las mañanas al menos por una semana.

Factores Nutricionales: Energía 159 kcal, grasas totales 0 g, colesterol 0 mg, carbohidratos 32 g y fibras 2 g.

20.   Batido de Leche y Fenogreco (2 personas)

Ingredientes:

-1 taza de jugo de fenogreco

-1 taza de leche de almendra sin lactosa

-1/4 taza de almendras trozadas

-2 pasas de uva en rodajas

-2 cucharadas de miel

Procedimiento: Mezclar todo en una licuadora y añadir agua progresivamente de acuerdo a la consistencia. Una vez que tenga una mezcla cremosa, colar. Servir en vasos altos.

Factores Nutricionales: Energía 228 kcal, grasas totales 9 g, colesterol 28 mg, carbohidratos 46 g y fibras 7 g.

21.   Jugo de Apio y Manzana (2 personas)

Ingredientes:

-2 rama de apio con hojas

-3 manzanas

-1 cucharada de menta fresca

-2 cucharadas de miel

-1/2 taza de agua

Procedimiento: Cortar el apio, manzanas y menta. Poner todo en una licuadora y mezclar hasta obtener una mezcla cremosa. Si la quiere más líquida, agregar agua progresivamente. Colar y servir.

Factores Nutricionales: Energía 215 kcal, grasas totales 0 g, colesterol 0 mg, carbohidratos 58 g y fibras 3 g.

22.   Jugo de Zanahoria y Apio (1 persona)

Ingredientes:

-3 zanahorias grandes

-3 tallos de apio

-1 taza de agua

Procedimiento: Lavar las zanahorias y apio. Pelar y cortar en rodajas. Picar el apio. Poner los ingredientes en una licuadora y mezclar. Servir en vasos altos.

Factores Nutricionales: Energía 154 kcal, grasas totales 0 g, colesterol 0 mg, carbohidratos 27 g y fibras 4 g.

23. Jugo de Pepino y Perejil (2 personas)

Ingredientes:

-1/2 pepino

-100 gr de perejil

-1/2 leche sin lactosa

-1/2 taza de agua

-2 cucharadas de miel natural

Procedimiento: Lavar el pepino y perejil. Cortar el pepino en rodajas y picar el perejil. Poner todo en una licuadora y mezclar. Colar y servir inmediatamente.

Factores Nutricionales: Energía 176 kcal, grasas totales 6 g, colesterol 7 mg, carbohidratos 35 g y fibra 2 g.

24.   Jugo de Uva (2 personas)

Ingredientes:

-250 g de uvas rojas

-1 taza de agua

-1/2 cucharada de menta

-2 cucharadas de miel

Procedimiento: Lavar las uvas. Pelar y cortar por la mitad para remover las semillas. Poner todo en una licuadora y mezclar. Servir inmediatamente.

Factores Nutricionales: Energía 165 kcal, grasas totales 0 g, colesterol 0 mg, carbohidratos 36 g y fibra 4 g.

25.   Sandía y Jugo de Limón (2 personas)

Ingredientes:

-4 tazas de sandía fresca en cubos

-4 cucharadas de jugo de limón

-1/2 taza de agua

-2 cucharadas de miel

Procedimiento: Mezclar todo en una licuadora hasta obtener una mezcla cremosa. Aderezar con miel y mezclar de nuevo. Servir en vasos altos.

Factores Nutricionales: Energía 175 kcal, grasas totales 0 g, colesterol 0 mg, carbohidratos 28 g y fibras 3 g.

26.   Jugo de Sandía y Apio (2 personas)

Ingredientes:

-3 tazas de sandía

-3 tallos de apio

-2 cucharadas de miel natural

-1 taza de agua

Procedimiento: Lavar el apio. Pelar la sandía y cortar en cubos. Picar el apio. Mezclar en una licuadora con agua. Colar y servir en vasos altos.

Factores Nutricionales: Energía 176 kcal, grasas totales 0 g, colesterol 0 mg, carbohidratos 31 g y fibras 2 g.

27.   Jugo Limpiador del Cuerpo (2 personas)

Ingredientes:

-1/2 repollo

-1 zanahoria

-2 tallos de apio

-1/2 taza de frijoles germinados

-1 taza de manzana

-1 taza de agua

Procedimiento: Mezclar todo en una licuadora y agregar agua progresivamente. Una vez listo, colar. Servir y disfrutar.

Factores Nutricionales: Energía 232 kcal, grasas totales 2 g, colesterol 2 mg, carbohidratos 47 g y fibras 6 g.

28.   Jugo de Açai (2 personas)

Ingredientes:

-1/2 taza de jugo de naranja

-1 banana en rodajas

-1 mango en rodajas

-1 taza de pulpa de açai

-1 taza de agua

-2 cucharadas de miel natural

Procedimiento: Mezclar todo en una licuadora y agregar agua progresivamente de acuerdo a la consistencia que desee. Una vez que tenga una mezcla cremosa, servir y disfrutar.

Factores Nutricionales: Energía 276 kcal, grasas totales 10 g, colesterol 9 mg, carbohidratos 64 g y fibra 5 g.

29. Jugo Especial Para la Presión Sanguínea (2 personas)

Ingredientes:

-4 zanahorias

-2 manzanas

-1 pieza de jengibre (5 cm)

-1/2 taza de jugo de coco

-1 taza de agua

Procedimiento: Lavar todos los ingredientes. Trozar las zanahorias y manzanas. Mezclar todo en una licuadora. Servir inmediatamente.

Factores Nutricionales: Energía 245 kcal, grasas totales 4 g, colesterol 7 mg, carbohidratos 43 g y fibras 4 g.

30. Jugo de Fenogreco y papaya (2 personas)

Ingredientes:

-1 taza de jugo de fenogreco

-1 taza de papaya en cubos

-1 taza de té verde

-2 cucharadas de semillas de sésamo

-2 cucharadas de miel

Procedimiento: Considere que el jugo de fenogreco es obtenido al hervir las semillas en una olla con ½ litro de agua. El agua que obtiene es el jugo, puede reservar el resto por unos días y mezclarlo con sus jugos. Mezclar todo en una licuadora hasta obtener una consistencia cremosa. Agregar agua progresivamente si quiere una mezcla más líquida. Servir inmediatamente.

Factores Nutricionales: Energía 245 kcal, grasas totales 3 g, colesterol 8 mg, carbohidratos 76 g y fibras 8 g.

31.   Jugo de Calabaza (2 personas)

Ingredientes:

-1 vaso de agua

-1 vaso de jugo de coco

-1/2 taza de calabaza cocida

-1 cucharada de miel

Procedimiento: En una licuadora, mezclar el coco, agua y calabaza por unos minutos, hasta obtener una consistencia cremosa. Verter el jugo en vasos altos y agregar miel. Mezclar y servir.

Factores Nutricionales: Energía 198 kcal, grasas totales 2 g, colesterol 6 mg, carbohidratos 66 g y fibra 4 g.

32. Jugo de Arándanos (2 personas)

Ingredientes:

-1 taza de yogurt natural

-1 taza de arándanos

-1 cucharada de polvo de linaza

-1/4 taza de agua

Procedimiento: Lavar los arándanos. Mezclar todo en una licuadora hasta obtener una consistencia cremosa. Agregar agua progresivamente si quiere una mezcla más líquida. Servir inmediatamente.

Factores Nutricionales: Energía 198 kcal, grasas totales 11 g, colesterol 21 mg, carbohidratos 54 g y fibras 2 g.

33.   Batido de Naranja (2 personas)

Ingredientes:

-1 taza de jugo de naranja

-1/2 taza de agua

-1/2 cucharada de esencia de vainilla

-2 cucharadas de miel

-1/2 taza de yogurt natural

-5 cubos de hielo

Procedimiento: Mezclar todo en una licuadora hasta obtener una consistencia cremosa. Agregar agua progresivamente si quiere una mezcla más líquida. Servir inmediatamente.

Factores Nutricionales: Energía 212 kcal, grasas totales 3 g, colesterol 6 mg, carbohidratos 48 g y fibras 2 g.

34. Jugo de Manzana y Zanahoria (2 personas)

Ingredientes:

-2 tazas de jugo de naranja

-1 manzana trozada

-6 zanahorias en cubos

-2 cucharadas de miel

Procedimiento: Mezclar todo en una licuadora hasta obtener una consistencia cremosa. Agregar agua progresivamente si quiere una mezcla más líquida. Servir inmediatamente.

Factores Nutricionales: Energía 198 kcal, grasas totales 5 g, colesterol 2 mg, carbohidratos 62 g y fibras 5 g.

35. Batido Fortalecedor de Banana (2 personas)

Ingredientes:

-3/4 taza de leche

-1/4 taza de granola

-1 banana

-1 taza de cubos de hielo

-2 cucharadas de polvo de linaza

Procedimiento: Mezclar todo en una licuadora hasta obtener una consistencia cremosa. Agregar agua progresivamente si quiere una mezcla más líquida. Servir inmediatamente.

Factores Nutricionales: Energía 276 kcal, grasas totales 7 g, colesterol 7 mg, carbohidratos 32 g y fibra 7 g.

36.   Espinaca y Banana (2 personas)

Ingredientes:

-1 banana

-1/2 taza de espinaca picada

-1 cucharada de mantequilla de maní

-1 ½ taza de leche sin lactosa

-1 cucharada de polvo de linaza

-1 cucharada de semillas de sésamo

Procedimiento: Mezclar todo en una licuadora hasta obtener una consistencia cremosa. Agregar agua progresivamente si quiere una mezcla más líquida. Servir en vasos largos. Decorar con semillas de sésamo y disfrutar.

Factores Nutricionales: Energía 230 kcal, grasas totales 9 g, colesterol 9 mg, carbohidratos 23 g y fibra 7 g.

37. Jugo Poderoso de Col Rizada (2 personas)

Ingredientes:

-1 taza de col rizada fresca

-1 taza de leche de almendra

-1 taza de arándanos

-1/2 banana

-1 cucharada de manteca de almendra

-2 cucharada de avena instantánea

Procedimiento: Mezclar todo en una licuadora hasta obtener una consistencia cremosa. Agregar agua progresivamente si quiere una mezcla más líquida. Servir inmediatamente.

Factores Nutricionales: Energía 256 kcal, grasas totales 9 g, colesterol 8 mg, carbohidratos 25 g y fibra 12 g.

38.   Jugo de Arándanos y Avena (2 personas)

Ingredientes:

-1 banana

-1 taza de arándanos

-1/3 taza de avena instantánea

-1 taza de leche sin lactosa

Procedimiento: Poner la banana y arándanos en la nevera por 10 minutos. Mezclar todo en una licuadora hasta obtener una mezcla cremosa. Agregar agua progresivamente si quiere una mezcla más líquida. Servir en vasos altos.

Factores Nutricionales: Energía 214 kcal, grasas totales 4 g, colesterol 0 mg, carbohidratos 64 g y fibras 4 g.

39. Delicia Roja (2 personas)

Ingredientes:

-1/2 taza de frambuesas

-1 taza de frutillas

-1 taza de mango

-1 taza de agua

-2 cucharadas de miel

Procedimiento: Poner las frutas en la nevera por 10 minutos. Mezclar todo en una licuadora hasta obtener una mezcla cremosa. Añadir agua progresivamente si quiere una mezcla más líquida. Servir inmediatamente.

Factores Nutricionales: Energía 214 kcal, grasas totales 5 g, colesterol 0 mg, carbohidratos 48 g y fibras 4 g.

40. Delicia Azul (2 personas)

Ingredientes:

-1 taza de frambuesas

-1 taza de arándanos

-1 taza de frutillas

-1/2 taza de yogurt natural

-1/2 taza de té verde

Procedimiento: Mezclar todo en una licuadora hasta obtener una apariencia cremosa. Agregar agua progresivamente si quiere una mezcla más líquida. Servir en vasos altos.

Factores Nutricionales: Energía 198 kcal, grasas totales 4 g, colesterol 5 mg, carbohidratos 38 g y fibras 4 g.

41. Jugo de Frutilla y Ananá (2 personas)

Ingredientes:

-1/2 taza de ananá trozado

-1 banana

-1/2 taza de mango en rodajas

-1 taza de frutillas

-1 taza de leche sin lactosa

Procedimiento: Mezclar todo en una licuadora hasta obtener una consistencia cremosa. Agregar agua progresivamente si quiere una mezcla más líquida. Servir y disfrutar.

Factores Nutricionales: Energía 215 kcal, grasas totales 3 g, colesterol 6 mg, carbohidratos 53 g y fibra 5 g.

42.   Delicia Verde (2 personas)

Ingredientes:

-1 kiwi trozado

-1 ½ tazas de sandía en cubos

-1 ½ tazas de uvas rojas

-1 taza de leche sin lactosa

-1 cucharada de esencia de vainilla

-1 cucharada de miel

Procedimiento: Pelar las uvas y cortarlas por la mitad. Remover las semillas y picar. Mezclar todo en una licuadora hasta obtener una mezcla cremosa. Añadir agua progresivamente si quiere una mezcla más líquida. Servir inmediatamente.

Factores Nutricionales: Energía 245 kcal, grasas totales 6 g, colesterol 7 mg, carbohidratos 48 g y fibras 5 g.

43.   Delicia de Mango (2 personas)

Ingredientes:

-2 mangos en rodajas

-1 taza de yogurt natural

-1 taza de agua

-1 banana

-2 cucharadas de jugo de limón

-1 cucharada de esencia de vainilla

Procedimiento: Mezclar todo en una licuadora hasta obtener una consistencia cremosa. Agregar agua progresivamente si quiere una mezcla más líquida. Servir y disfrutar.

Factores Nutricionales: Energía 198 kcal, grasas totales 3 g, colesterol 7 mg, carbohidratos 46 g y fibra 4 g.

44.   Manzana y Jugo de limón (2 personas)

Ingredientes:

-2 manzana verdes en cubos

-6 hojas de col rizada

-2 tallos de apio

-1/2 cucharada de jugo de limón

-1 pepino

Procedimiento: Lavar y picar la col, pepino y apio. Mezclar todo en una licuadora hasta obtener una mezcla cremosa. Añadir agua progresivamente si quiere una mezcla más líquida. Servir en vasos largos.

Factores Nutricionales: Energía 187 kcal, grasas totales 3 g, colesterol 0 mg, carbohidratos 56 g y fibras 4 g.

45. Jugo de Frambuesa y Menta (2 personas)

Ingredientes:

-2 tazas de frambuesas en cubos

-1 taza de agua

-1 taza de leche sin lactosa

-1 taza de mango trozado

-1/2 taza de hojas de menta picadas

-1 cucharada de jugo de limón

-una pizca de sal

-1/2 taza de cubos de hielo

Procedimiento: Poner las frutas en la nevera por 10 minutos. Mezclar todo en una licuadora hasta obtener una consistencia cremosa. Agregar agua progresivamente si quiere una mezcla más líquida. Servir inmediatamente.

Factores Nutricionales: Energía 243 kcal, grasas totales 3 g, colesterol 7 mg, carbohidratos 54 g y fibra 7 g.

OTROS TITULOS DE ESTE AUTOR

70 Recetas De Comidas Efectivas Para Prevenir Y Resolver Sus Problemas De Sobrepeso: Queme Calorías Rápido Usando Dietas Apropiadas y Nutrición Inteligente
Por
Joe Correa CSN

48 Recetas De Comidas Para Eliminar El Acné: ¡El Camino Rápido y Natural Para Reparar Sus Problemas de Acné En 10 Días O Menos!
Por
Joe Correa CSN

41 Recetas De Comidas Para Prevenir el Alzheimer: ¡Reduzca El Riesgo de Contraer La Enfermedad de Alzheimer De Forma Natural!
Por
Joe Correa CSN

70 Recetas De Comidas Efectivas Para El Cáncer De Mama: Prevenga Y Combata El Cáncer De Mama Con una Nutrición Inteligente y Alimentos Poderosos
Por

Joe Correa CSN

www.ingramcontent.com/pod-product-compliance
Lightning Source LLC
Chambersburg PA
CBHW051039030426

42336CB00015B/2960